DES

INDICATIONS DANS LE TRAITEMENT DE L'ATTAQUE

DE

L'HÉMORRHAGIE CÉRÉBRALE

PAR

Hippolyte BARADUC,

Docteur en médecine de la Faculté de Paris,
Ancien externe des hôpitaux (médaille de bronze),
Ancien interne provisoire des hôpitaux de Paris 1875 et 1876.

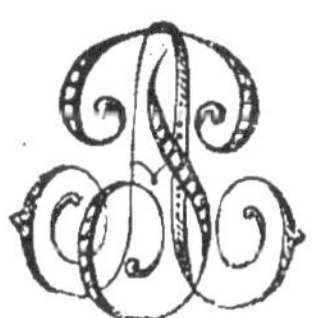

PARIS

A. PARENT, IMPRIMEUR DE LA FACULTÉ DE MÉDECINE

RUE MONSIEUR-LE-PRINCE 29-31

1877

INDICATIONS DANS LE TRAITEMENT DE L'ATTAQUE

DE

L'HÉMORRHAGIE CÉRÉBRALE

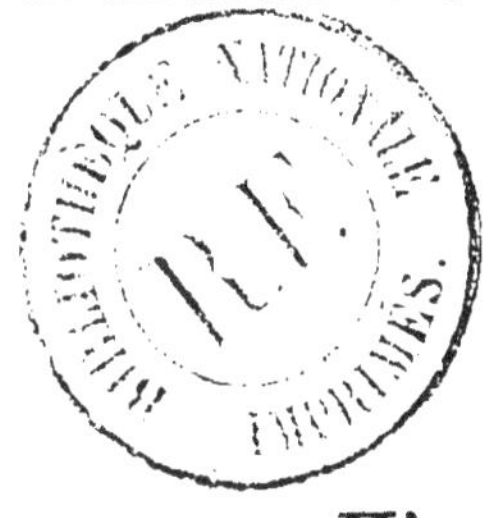

PAR

Hippolyte BARADUC,

Docteur en médecine de la Faculté de Paris,
Ancien externe des hôpitaux (médaille de bronze),
Ancien interne provisoire des hôpitaux de Paris 1875 et 1876.

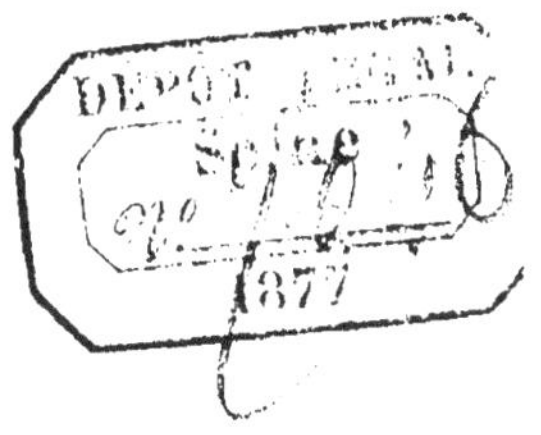

PARIS

A. PARENT, IMPRIMEUR DE LA FACULTÉ DE MÉDECINE

RUE MONSIEUR-LE-PRINCE 29-31

1877

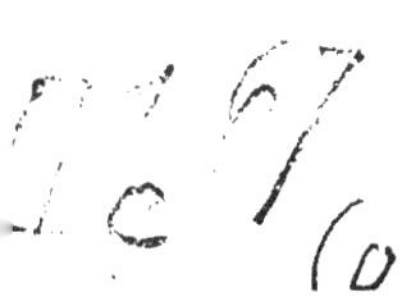

A MON PÈRE LE Dr BARADUC

Hommage plein d'affection et de reconnaissance
pour les grandes idées philosophiques et médi-
cales qu'il a bien voulu me donner.

DES

Indications dans le traitement de l'attaque

DE

L'HÉMORRHAGIE CÉRÉBRALE

CHAPITRE Ier

ENTRÉE EN MATIÈRE.

Dès le début, nous tenons à le dire, notre thèse ne présentera pas le même caractère que celui que l'on retrouve dans les travaux du même genre. Ce n'est pas seulement une série d'observations que nous venons offrir, desquelles on puisse tirer telle ou telle conclusion; nous avons voulu encore baser, notre manière de voir conforme du reste à celle de certains auteurs, sur l'interprétation logique des faits, tels qu'on peut les concevoir, la pièce anatomique sous la main.

C'est plutôt une tentative du *traitement rationnel* de l'attaque d'hémorrhagie cérébrale que nous vou-

lons faire, tentative s'appuyant sur les données ana-
tomo-pathologiques nouvelles, puisées à l'école de
la Salpétrière.

En choisissant ce sujet, nous avons voulu faire
une étude, la plus rationnelle possible, une étude
qui nous permît de répondre autrement que par l'hésitation et le doute à la question que nous nous
sommes plusieurs fois posée au lit du malade; que
faut-il faire à un individu frappé d'hémorrhagie
cérébrale?

Le thème n'est pas neuf; mais il est interprété de
manières si différentes, qu'à défaut d'originalité, il
présente l'attrait d'une question obscurcie et discu-
tée; c'est pourquoi nous avons cherché pour nous-
même à l'embrasser du mieux qu'il fut en notre pouvoir.

Après avoir montré les vicissitudes par lesquelles
a passé l'histoire du traitement de l'hémorrhagie
cérébrale, nous tâcherons de développer en deux
chapitres différents, les indications tirées:

1° *De la nature de la maladié hémorrhagipare*, et de
l'évolution de la lésion;

2° *De la considération du foyer apoplectique dans son
siége, sa grandeur et sa gravité, et de l'état de l'individu
apoplectique*, c'est-à-dire d'une part les considérations tirées de la *maladie* et d'autre part du *malade*.

Nous réclamons l'indulgence pour notre petit tra-
vail dont l'esprit sort du cadre ordinaire des thèses,

qui se basent bien plus sur des données tangibles que sur des aperçus théoriques, et un peu indépendants. Nous tâcherons du reste d'apporter le plus de preuves possibles à l'appui de ce que nous aurons avancé.

CHAPITRE II.

HISTORIQUE DU TRAITEMENT DE L'ATTAQUE HÉMORRHAGIQUE

L'histoire du traitement de l'attaque d'hémorrhagie cérébrale peut se diviser en trois grandes périodes.

La première s'appuie sur de grossières manœuvres.

La deuxième commence avec Morgagni et suscite un traitement tiré de la contemplation du foyer d'hémorrhagie.

La troisième, enfin, doit mettre à profit les données nouvelles que l'anatomie pathologique, la thermométrie, la méthode d'observation actuelle, d'une part, la connaissance plus approfondie du cerveau, du bulbe et de la moelle d'autre part, lui ont fournies, et qui sera redevable de son essor à l'école de la Salpétrière.

Première période. — Au début, l'hémorrhagie cérébrale se confond avec tout ce qui simule même à distance l'apoplexie ; aussi est-elle traitée par une quantité de manœuvres et de formules qui se rattachent à des croyances superstitieuses.

Sans parler des paralysies guéries par des os de suppliciés, des mouvements rapides imprimés aux malades, ou des cris poussés à ses oreilles pour le faire sortir du coma, nous ne ferons que mentionner la croyance en la disparition des esprits vitaux, les idées humorales de Galien qui pense à la replétion du ventricule par une humeur froide et qui agit en conséquence ; citons les propositions d'Aetius voulant cautériser la tête, celle d'autres auteurs qui croyaient devoir appliquer le trépan.

Celse, plus judicieux avait saigné et n'était pas sans s'être aperçu des bons et des mauvais effets de ce moyen thérapeutique qu'il exprimait par ces mots: «Vel occidit vel liberat. »

Pour Hoffman, les purgatifs, les évacuants, les sternutatoires étaient en rapport avec les idées d'épanchements séreux ; d'autres employaient les excitants les plus énergiques pour réveiller l'apoplectique.

En résumé la médication était telle que Rochoux, dans ses recherches sur l'apoplexie, 1814 et 1833 se demandait si en cette occasion, la médecine n'avait pas fait plus de mal que de bien : il était donc temps qu'une ère nouvelle vînt porter la lumière sur cette question et dans les esprits tout occupés à discuter sur la nature du mal, sans avoir la pensée d'en rechercher la lésion.

Deuxieme période. —Cette seconde période du traitement de l'hémorrhagie cérébrale repose tout entière sur la constatation de la lésion encéphalique,

Ce fut Morgagni qui l'inaugura ; les noms de Wipfer de Lallemand, de Rochoux, etc., se rattachent à cette époque d'anatomie pathologiquo et de traitement simultanés.

Morgagni le premier ramena les effets à la cause, la paralysie à la lésion cérébrale et fit tomber bien des théories par la simple constatation d'un foyer hémorrhagique. Aussi mieux connue, cette affection est-elle mieux traitée ; le diagnostic pèche encore il est vrai beaucoup, on la confond avec l'apoplexie en général dans laquelle elle rentre sous le nom d'apoplexie sanguine, ayant pour comparses peu distinctes la séreuse et la sténique. Celle que l'on supposait séreuse était traitée par les évacuants, les sternutatoires, les émétiques : tandis que la sanguine, se dégageant peu à peu sous le nom d'hémorrhagie cérébrale se voyait à juste titre refuser les émétiques ; la saignée était pour elle devenue de rigueur.

Rochoux, précis tant au point de vue pathogénique de l'hémorrhagie qu'il rapportait à une *rupture artérielle*, produite par un ramollissement hémorrhagipare de la substance cérébrale périphérique, qu'au point de vue thérapeutique, se proposait d'arrêter l'afflux du sang, d'empêcher sa plus grande effusion, d'en faciliter enfin la coagulation.

Lallemand avait eu à se féliciter déjà de l'usage de l'eau froide, employée suivant sa méthode.

Il semble qu'après ces sages conseils, le traitement de l'hémorrhagie cérébrale fut définitivement constitué ; et cependantla foi en la saignée diminue.

Peut-être avec Broussais avait-on trop largement ouvert la veine, toujours est-il qu'il subit un contre coup.

Stockes en Angleterre, Monneret, Trousseau en France, en furent les instigateurs :

Monneret se plaint de ce que ce moyen soit tombé dans le domaine de la médecine populaire, qu'il soit si inconsciemment appliqué ; aussi le rejette-t-il.

Trousseau y renonce au milieu de sa carrière ; il s'effraie des conséquences graves causées par des saignécs peu abondantes ; aussi désormais résiste-t-il aux *sollicitations des familles*.

Sa parole est encore restée gravée dans l'esprit de nombre de médecins qui préfèrent une abstention dissimulée derrière l'application de sinapismes ou l'administration du classique lavement purgatif, à une action prompte et réglée sur les forces qu'offre un individu frappé d'hémorrhagie.

Cette diversion a produit dans les esprits une grande incertitude de laquelle il est résulté deux courants d'idées opposées, une hésitation telle qu'on pourrait, au besoin, diviser en deux camps les médecins en phlébophiles et en phlébophobes, avec, du reste, autant d'exagération d'un côté que de l'autre. Citons toutefois les auteurs qui n'ont pas abandonné l'ancienne méthode.

On trouve dans le livre de MM. Hardy et Béhier les considérations suivantes : arrêter l'hémorrhagie par des saignées dont la fréquence et l'abondance seront en rapport avec les caractères du pouls, l'aspect de la couenne, l'état pléthorique de la face.

Le professeur Grisolle s'était définitivement arrêté aux petites phlébotomies exploratrices qu'il suspendait ou répétait suivant indication.

Cette seconde période, remarquable par sa richesse en données thérapeutiques, ne l'est pas autant au point de vue du diagnostic. En effet, si l'on recherche dans ces mêmes auteurs, on voit que ce dernier chapitre y est fort incomplet; chez d'autres, il n'existe pour ainsi dire qu'à l'état latent. Comment ne pas alors penser que nombre de phénomènes anémiques, dans le cas de ramollissement du cerveau, par exemple, n'aient été regardés comme phénomènes congestifs et traités comme tels? D'où les déceptions et les accidents consécutifs à une saignée, même légère.

3ᵉ période. — Le diagnostic est la clef de cette dernière période. Est-il toujours possible? Nous ne le pensons pas. Est-il singulièrement facilité par les nouvelles connaissances tirées de la Salpêtrière? Oui, assurément. Le diagnostic étant plus aisé, le traitement sera plus certain et de plus d'à-propos.

Pour nous, et non pas pour nous seuls, il semble résulter que les travaux sur la pathogénie des hémorrhagies (Bouchard et Charcot, Arch. de physiol., 1868), l'étude sur la diathèse anévrysmale de M. le

Dr Liouville, l'emploi de la thermométrie dans les maladies nerveuses, du Dr Bourneville, que l'étude des localisations cérébrales de Ferrier en Angleterre, de M. Charcot, de Carleville et Duret en France, que la paralysie alterne du professeur Gubler, que l'étude sur l'intensité de l'apoplexie, des phénomènes paralytiques, vaso-paralytiques, du décubitus aigu, des complications pulmonaires, de l'élévation de température dans les membres paralysés, de l'hyperhémie générale, 40°, annonçant la fin prochaine, telles que les a faites le professeur Charcot, que les fonctions du système nerveux, mieux connu, sont autant de causes d'interprétations plus nettes et plus justes au point de vue du diagnostic, du pronostic et du traitement; car ces données permettent de mettre en parallèle d'une part la maladie, *la périartérite scléreuse*, avec son produit *l'anévrysme miliaire*, son accident *l'hémorrhagie cérébrale*, et, d'autre part, l'état de *déchéance nerveuse* cérébrale (apoplexie), bulbo-médullaire et celle du système ganglionnaire.

CHAPITRE III.

INDICATIONS TIRÉES DE LA NATURE DE LA MALADIE, DE LA PATHOGÉNIE DU FOYER ET DE SON EVOLUTION.

§ I. Jusqu'à la découverte toute française de l'anévrysme miliaire à laquelle Zencker vient de se rallier, on avait pensé que l'hémorrhagie cérébrale étant le fait soit d'une lésion du cerveau (ramollissement hémorrhagipare de Rochoux), soit de toute lésion des artères cérébrales dont la rupture était due à une exagération de tension sanguine, l'hémorrhagie cérébrale était considérée comme un accident se rattachant à différentes causes. Or, si l'on excepte les épanchements cérébraux de causes dyscrasiques (pétéchies scorbutiques, apoplexie leucocythémique, etc.), on voit qu'actuellement l'hémorrhagie cérébrale de l'homme] de 50 à 70 ans, l'hémorrhagie primitive, se rattache intimement à une *maladie spéciale* et *spécialement* décrite par M. Charcot, la périartérite scléreuse, dont le moyen terme est l'anévrysme miliaire et la phase ultime, la rupture cérébrale.

Nous allons donc examiner les indications qui proviennent de la nature de cette maladie hémorrhagique, et pour cela, voyons quelle est-elle elle-même, et quel est le mode d'évolution de son accident ultime, l'hémorrhagie cérébrale.

La périartérite scléreuse, mère des anévrysmes miliaires, se développe insidieusement sans se trahir au dehors que par l'ensemble des symptômes considérés comme prodromiques à l'attaque d'hémorrhagie. La disposition pellilucide des artères du cerveau, s'accompagnant d'un état d'atrophie des fibres musculaires de la tunique moyenne, permet, pensons-nous, par le défaut de contractilité de cette tunique, la production d'un état congestif permanent qui, pour les anciens cliniciens, constituait l'habitus apoplectique.

Résumons quelques-uns de ses caractères positifs et négatifs qui peuvent faire de cette lésion une identité morbide. Elle se développe chez les gens prédisposés du fait de l'hérédité de l'alcoolisme, de la goutte surtout, de l'état pléthorique, enfin du saturnisme et du rein contracté.

Chez ces gens, les anévrysmes miliaires se forment et se rompent à un certain âge que Gintrac évalue ainsi, dans son Traité de clinique et thérapie :

De 40 ans à 50 ans, 97 cas.
De 50 — à 60 — 129 —
De 80 — à 70 — 149 —

On voit donc que cette question d'âge, jointe à la constitution souvent pléthorique ou goutteuse de l'individu, n'est pas sans intérêt au point de vue du soupçon de la périartérite scléreuse.

De plus, son antipathie pour l'athérome, comme l'enseigne le professeur Charcot, est encore un caractère négatif des plus importants, car l'athérome est souvent constatable. Le fait de la multiplicité des produits de la maladie hémorrhagique, c'est-à-dire le grand nombre d'anévrysmes miliaires , dans la série desquels on trouve tous les degrés de maturité, est une des considérations des plus pratiques au point de vue du traitement préventif de la première attaque et du développement de la seconde.

Ainsi donc *siége*, *processus morbide*, *causes*, font des maladies suivantes trois affections distinctes. La périartérite frappe la tunique externe des vaisseaux, mène à l'anévrysme miliaire. L'athérome atteint la lame élastique interne, se développe par le fait de l'âge, c'est un état sénile, son résultat est la thrombose, le ramollissement chronique.

L'endocardite, au contraire, est une maladie rhumatismale survenant à l'âge adulte, n'aimant que les surfaces endothéliales, et qui a pour produit l'embolus. On voit donc que les trois tuniques des artères ont chacune leur affection propre qui mène à des résultats différents.

Ces considérations sur la nature de la maladie nous serviront, un apoplectique et hémiplégique étant donné, à savoir quelle est, de ces trois affections, celle dont la phase ultime lui a été fatale.

Nous y arriverons par la considération de l'état du reste du système circulatoire, sachant que lésion de la tunique endothéliale chez un rhumatisant veut dire embolus, athérome des radiales veut dire ramollissement chronique, et que, ces deux cas étant exclus, notre paralytique aura été sous l'influence d'une lésion hémorrhagique dont la nature et l'ensemble des symptômes permettront d'en faire le diagnostic.

Ces trois affections sont encore isolées l'une de l'autre, et lorsqu'on en trouve une chez une malade avec toutes ses conséquences, elle est généralement seule ; en effet, rarement les cardiaques et les dysp-

néïques atteints de lésions vasculaires internes, c'est-
à-dire de lésions valvulaires et hypertrophiques du
cœur, sont frappés d'apoplexie si ce n'est séreuse ou
embolique. L'influence des lésions cardiaques est,
du reste, niée comme productrice d'hémorrhagies
cérébrales. (Arch. physiol., 1868.)

Il faut en excepter cependant l'athérome, qui, étant
le fait de l'âge et non d'une maladie, peut se retrouver aussi bien chez le rhumatisant apoplectique
que chez le goutteux frappé d'hémorrhagie cérébrale ; c'est donc, entre ces deux dernières affections, une question non seulement de siége, mais
de cause pathogénique.

§ II. Nous allons dans ce paragraphe chercher à
apprécier les données que peut, au point de vue
thérapeutique, nous fournir la considération ayant
trait au mécanisme de la rupture de l'anévrysme
miliare.

On enseignait autrefois qu'un raptus sanguin
était nécessaire ; et l'on mettait sur le compte du sang
ce qui appartient aux lésions vasculaires alors igno-
rées. Nous avons cherché à montrer que c'est bien
à ces dernières, seules qu'il fait attribuer la rupture,
et qu'une pression artérielle même très-forte ne peut
la produire sur des parois athéromateuses, à plus
forte raison, sur celles qui jouissent de leur contractilité, nouvel élément de résistance.

Examinons donc dans quelles circonstances a lieu
l'hémorrhagie ?

Il est un fait connu : c'est qu'elle se produit dans les hospices de vieillards de préférence à certaines époques, janvier et février, juin et juillet.

Elle se montre avec les brusques variations de pression athmosphérique. On a, si nous ne nous trompons pas, relevé sept cas d'hémorrhagies cérébrales dans la même nuit à Bicètre, coïncidant avec un brusque abaissement de la pression barométrique. C'est-elle qui rend compte de la facilité plus grande avec laquelle les liquides tendent à se porter aux extrémités, le sang à affluer vers la tête ; il suffit alors de cette simple exagération de tension pour que la paroi mûre vienne à se rompre.

Par les grands froids, la concentration du sang de la periphérie au centre, l'augmentation du degré de sthénisme artériel, la produisent également.

Les premières gelées sont à la Salpétrière, comme aux Ménages, fatales aux tempéraments apoplectiques. On ne peut invoquer la force du raptus sanguin dans ces phénomènes, congestifs assurément, mais qui se produisent et passent inaperçus chez les gens non prédisposés.

On a noté que le moment de la digestion est souvent l'heure à laquelle elle a lieu. Gintrac en rapporte vingt cas, nous même en fournissons un exemple sur cinq. La quantité des liquides passés dans le sang, cette pléthore aqueuse momentanée en est évidemment la cause.

On a également, d'après un nombre considérable

d'observations, montré que les apoplexies ont lieu de 2 à 4 heures du matin et de 3 à 5 heures du soir.

Dans le 1er cas la tension sanguine n'est par bien forte assurément, mais la déclivité de la tête et la concentration du sang par le fait de la présence d'une grande quantité d'urine dans la vessie en sont peut-être les causes.

Quel rapport peut-on invoquer entre le second moment et le nombre considérable d'hémorrhagies qui s'y passent; nous l'ignorons, mais ces données montrent que la rupture est bien sous l'influence de modifications de la circulation, légères par rapport à l'altération d'une paroi si facile à céder.

Il n'est donc pas besoin d'accès de colère, d'efforts violents pour être frappé; l'anévrysme miliaire se rompt à son heure, qui peut être avancée, mais non causée par un mouvement congestif quelconque.

A ces premières notions tirées des circonstances dans lesquelles se produit l'apoplexie sanguine, joignons quelques données fournies par l'expérience, dans lesquelles nous étudierons d'une part, le degré de résistance des artères cérébrales, d'autre part la consistance du cerveau : connaissant la tension du sang normale, nous verrons si elle est assez forte pour rompre des tuniques saines et le degré nécessaire pour faire éclater des tuniques malades.

En un mot est-ce le raptus sanguin qui fait céder une paroi saine, ou bien la paroi se rompt-elle devant une légère augmentation de pression parce qu'elle est altérée.

Les expériences suivantes ont porté sur des artères athéromateuses, sur des artères saines et des artères atteintes de périartérite scléreuse, appartenant aux circonvolutions et aux espaces perforés.

Le petit appareil employé se compose :

1° D'un vase en verre à trois tubulures. 2° d'un tube armé d'une aiguille canule sur l'extrémité la plus effilée de laquelle on assujettit le vaisseau ou l'artère à expérimenter ; la tubulure médiane, laisse passer un tube long d'un mètre soixante, appliqué le long d'une échelle graduée, son extrémité inférieure plonge dans du mercure, la supérieure en permet l'introduction d'une quantité nouvelle, destinée à faire hausser le niveau de celui qui est situé dans le vase ; ce dernier refoule une colonne de liquide coloré s'échappant par une des tubulures pour se rendre à la canule et de là dans l'artère dont on a lié l'autre extrémité. Les bouchons sont maintenus avec des fils de fer ; et on peut lire sur l'échelle graduée la pression supportée par le tronc et les artérioles perforantes dont on a également lié l'extrémité libre.

1° Expériences portant sur l'adulte.

Femme âgée de 39 ans. Morte de manie aiguë. Vraisemblement alcoolique, artères de la base saines, expériences faites le jour de l'autopsie, c'est-à-dire 24 heures après la mo

1ʳᵉ EXPÉRIENCE. — Une portion de la sylvienne appartenant aux circonvolutions supporte indéfiniment une pression de 83 cent. de mercure, le tube trop court est remplacé le lendemain par un autre d'une longueur de 1 m. 60.

2ᵉ EXPÉRIENCE. — Le lendemain une autre artère, prise au

même point, supporte un quart de minute une pression portée de suite à 100 cent.

Examen du vaisseau. — Dilaté, n'est rompu de nulle part. Fine collatérale préalablement liée, a crevé au niveau de son insertion sur le tronc principal, donc 48 heures après la mort une artériole a supporté un quart de minute une pression de 100 cent. de mercure.

II⁰ *Expérience faite sur le vieillard.*

Femme 74 ans. Morte de ramollissement du corps strié droit.
Artères cérébrales athéromateuses.

3ᵉ EXPÉRIENCE. — L'artère prise sur les circonvolutions, présente une plaque athéromateuse sur sa bifurcation et sur une de ses branches.

La pression est rapidement portée à 100 cent., cette pression est maintenue *une demi-heure.* Des pressions intermittentes simulant les pressions du cœur sont, durant cinq minutes de suite, faites sur le vaisseau athéromateux, la colonne de mercure oscille d'un demi à un centimètre dans le tube.

Examen du vaisseau. — Vaisseau dilaté.

Pas de rupture.

Donc une artère athéromateuse, chez une personne de 74 ans, peut supporter une demi-heure sans rupture 100 cent. de pression, plus d'une atmosphère et quart.

Expérience portant sur les artérioles des espaces perforés, antérieurs et postérieurs.

Femme 62 ans, Morte non d'affections cérébrales, pas de ramollissement, ni hémorrhagie.

Artères de la base, *athéromateuses* par places.

Expérience faite le jour même de l'autopsie.

4⁰ EXPÉRIENCE. - Artère basilaire au niveau du pont de Varole, comprenant trois artérioles pénétrant dans la protubérance, dont une ligature en réunit les extrémités périphériques.

Pression immédiate de 160 cent. de mercure.

Rupture. Un quart de minute de la deuxième artériole à son point d'implantation.

Examen du vaisseau. — Le tronc basilaire présente quelques points athéromateux.

Il est dilaté.

Rupture de l'artériole au point d'implantation.

5e Expérience. — L'artère cérébrale postérieure est liée sur le tube de l'appareil, de façon à faire porter la pression sur les artères de l'espace perforé postérieur.

Les artérioles sont liées séparément à leur extrémité cérébrale.

La pression est portée de suite à 160 c.

Deux ruptures se font sur le *tronc* du vaisseau au niveau de la ligature opposée à celle de la canule.

Une demi-minute a suffi. Le fil avait entamé les tuniques du vaisseau.

Les artérioles ont résisté sauf une qui, dès le début, avait cédé, mais qui reliée, a supporté les 160 c.

6⁰ Expérience. — La cérébrale postérieure gauche saine supporte une pression brusque de 160 c., 3 minutes malgré les oscillations d'un demi-c., que la pression sur elle produit dans le tube à mercure.

La ligature sur la canule cède ; le vaisseau est projeté.

Examen. — Dilaté.

Non rompu.

7⁰ Expérience. — Portant sur les artérioles de l'espace perforé antérieur, la canule est fixée sur la sylvienne droite, une artériole perforante est gardée et liée du côté du cerveau.

L'artère est saine.

Rupture au point d'implantation à une pression brusque qui ne saurait être évaluée, la colonne ayant baissé brusquement.

Femme, 66 ans. Pas d'hémorrhagie ni de ramollissement. Deux jours après la mort, expérience faite.

8⁰ Expérience. — Artères de la base athéromateuses.

L'artère sylvienne gauche athéromateuse est mise sur la canule. Deux artérioles de l'espace perforé antérieur sont conservées.

Tronc et artérioles supportent une pression de 90 c.

Rupture immédiate à 160 c., *du tronc* au niveau de la ligature périphérique, le fil a sectionné la plaque athéromateuse.

Les artérioles ont résisté à une pression brusque de 160 c.

9⁰ Expérience. — Même artère sylvienne gauche prise plus en dehors, athéromateuse, avec une artériole perforante conservée longue de 1 centimètre 1/2.

Rupture de l'artériole à 80, à 5 mil. de l'artère.

Ligature posée à 1 mil. du tronc : en deux fois, la pression est porté à 160.

La rupture a lieu après 6 minutes et des pressions exercées sur le tube en caoutchouc qui relie la canule au vase.

Examen du vaisseau. — Rupture au niveau du point d'implantation, de l'artériole dans le point opposé à l'éperon, c'est-à-dir dans l'angle ouvert et non dans celui aigu formé par le tronc prolongé et la direction de l'artériole. Cette disjonction s'est présentée dans les autres cas ; elle doit provenir de ce que la pression a pour effet d'agrandir encore l'angle obtus.

Le tronc athéromateux est très-dilaté.

Femme 73 ans. Hémorrhagie cérébrale, 2 foyers dans l'hémisphère droit, quelques anévrysmes miliaires, artères de la base, pellilucides peu épaisses.

Expériences portant sur l'hémisphère malade.

10ᵉ Expérience. — Artère de la circonvolution du corps calleux supporte 160 pendant 10 minutes.

Vaisseau aminci dilaté.

11ᵉ Expérience. — Sylvienne droite ayant des plaques jaune-paille, friable, graisseuse, 2 perforantes sont gardées.

Le tronc de la sylvienne rompt à 72 c. au niveau de la ligature externe. Le fil ayant coupé cette paque jaune graisseuse qui occupe la tunique majeure. A 72 les artérioles ont résisté.

12ᵉ Expérience. — Même artère plus au dehors, deux artérioles perforantes.

A 115 c. pas de rupture.

A 160 c. rupture à l'implantation des artérioles.

Hémisphère gauche non apoplectique.

13ᵒ Expérience. — Artère sylvienne gauche, deux perforantes.

A 72 c. pas de rupture.

A 160 c. rupture du tronc au niveau des plaques grosses et de la ligature.

Les artérioles n'ont pas cédé.

14ᵒ Expérience. — Sylvienne gauche, une perforante, rupture en versant du mercure au niveau de la perforante.

IIIᵒ *Expériences sur les artères d'un enfant de deux ans, mort du croup.*

15ᵒ Expérience. — Cérébrale postérieure saine, sans artérioles, pression portée de suite à 160 c.

Durée 10 minutes sans rupture.

16ᵒ Expérience. — Artère sylvienne droite, avec une perforante, de suite 160, supporte une minute, 3 ruptures simultanées à la ligature périphérique, à l'ouverture de l'artériole.

17° Expérience. — Artère sylvienne gauche, une perforante, pression portée de suite à 120, une minute, je touche du doigt l'artériole turgide, rupture à l'angle obtus.

18° Expérience. — Frontale externe de la sylvienne gauche avec une petite artère circonvolutionnaire.

Pression de suite, 130 c., pas de rupture.

Pression sur le caoutchouc fait osciller la colonne de mercure.

Pression sur l'artère fait éclater l'artériole à son point d'implantation.

Quelles conclusions tirer de ces expériences ?

1° Nous voyons que les gros troncs supportent de autes pressions : Chez l'enfant (2 ans) adulte (39) ; vieillard (63).

Sylvienne..	83ᶜ	sans rupture	exp. 1
—	100	—	exp. 2
Circonv.....	100	1/2 heure	exp. 3
Cérébr. post	160	3 minutes	exp. 6, etc.

2° Que les artérioles perforantes supportent également :

Artériole du tronc basilaire...	1/4 minute	160°	exp. 6
— espace perforé post..		160	exp. 5
— espace perforé anté..		160	exp. 8, etc.

3° Que l'athérome n'est pas une cause de rupture :

Artère des circonvolutions athéromat..	1/2 heure	100°	exp. 2
Artère basilaire athéromateuse........	1/4 min.	160	exp. 4, etc.

4° Que les plaques athéromateuses, sectionnées par le fil, ne supportent plus d'aussi fortes pressions; la plaque d'athérome *intacte* n'est donc par une cause d'hémorrhagie comme on l'avait dit, et comme le nie, avec raison, M. le professeur Charcot.

5° Que les artères pellilucides supportent également de hautes pressions :

Artère de la circonvolution du corps calleux 160 10 min. exp. 10.
Artérioles perforantes..................... 115   exp. 12.

On peut donc conclure, en outre, que des artères, des artérioles, ne seront pas, durant la vie, crevées par un afflux, un raptus sanguin, évalué au maximum à une pression de 15 c. plus 1/4 d'atmosphère pour la contraction du cœur exagérée 31 c., alors qu'une pression *subite* de 100, 120, 160, ne les font pas ou les font crever vingt-quatre heures après la mort.

L'athérome, la périartérite, *supportant ces pressions*, ne sont pas la cause des ruptures.

Il faut une lésion plus avancée, l'*état anévrysmatique*, car les artérioles perforantes non anévrysmatiques prises chez une femme apoplectique, ont supporté :

Exp....... 11   72°
Exp....... 12   114°

On ne peut donc plus invoquer la pression sanguine comme cause *directe* de l'hémorrhagie cérébrale, mais bien l'état de la paroi.

Or, l'*athérome intact* résiste aux plus hautes preuves. L'*état pellilucide* également

C'est donc l'*anévrysme miliaire* qui, seul, est la

cause de l'hémorrhagie cérébrale. Il la produit, lorsque l'état de la paroi est au degré voulu pour ne pouvoir résister à une pression variant entre 15 et 31 c.

C'est donc la paroi qui cède.

§ III. Voyons maintenant ce qui se passe une fois que le sang se trouve en contact avec la substance cérébrale. Il s'établit une lutte entre ces deux éléments, l'un actif, dont nous connaissons le degré de tension ; l'autre, inerte, qui ne peut opposer à l'envahissement que son seul degré de consistance.

Connaissant l'un des termes de cette sorte d'équation, nous avons voulu tâcher d'apprécier l'autre, la *densité cérébrale ;* pour cela, nous avons introduit une aiguille-canule de plusieurs centimètres dans la masse du cerveau, et avons versé du mercure par l'entonnoir.

On sait le degré de diffluence cérébrale ; aussi ne fûmes-nous pas étonnés de ne pouvoir rien préciser, le cerveau se rompant si facilement. Cependant nous pûmes voir sur une coupe pratiquée perpendiculairement à ce foyer artificiel, que l'irruption du liquide coloré détruisait de prime abord une certaine masse cérébrale, dont la grandeur variait en raison directe du raptus et inverse de la consistance.

Tout en admettant la densité cérébrale plus considérable durant la vie, il semble, d'après ce fait, ne pas faire de doute que, *formation d'un foyer si petit qu'il soit, et apoplexie cérébrale ne soient presque concomitantes ;* car il ne peut y avoir rupture artérielle complète sans qu'il existe presque aussitôt rupture cérébrale.

De plus, les parois tomenteuses du fait de la rupture cérébrale en points différents, ne présentaient pas de zone de ramollissement périphérique, le liquide coloré, épanché, ne s'étant pas diffusé dans les parties environnantes.

La substance avoisinante offrait, dans les expériences, le même degré de consistance que le reste du cerveau non atteint ; il n'existait pas de diffusion du liquide bleu dont les parois seulement étaient teintes.

Ne peut-on pas se demander alors si, rupture artérielle, épanchement sanguin, rupture cérébrale, ne sont pas les phases d'un premier temps, dont le second serait le ramollissement rouge périphérique, lésion plus avancée, préparant une extension nouvelle à la cavité sanguine.

Il semble évident que les énormes foyers occupant tout une lobe, ne se sont pas produits d'emblée, mais progressivement dans un laps de temps observable,

Il serait intéressant également de connaître, puisque la densité cérébrale sur le vivant diffère en plus de celle du cadavre, le court espace de temps qui sépare la rupture artérielle de la formation d'un foyer ; toujours est-il que, cliniquement, il est impossible de séparer les deux phases de cette étape.

Si minime qu'elle soit, la pulpe cérébrale oppose une barrière au sang, non pour l'empêcher de pénétrer sa substance, mais pour du moins en limiter les progrès. Ne voit-on pas, en effet, des foyers apoplectiques de petite dimension, entourés d'une substance nerveuse solide, là le cerveau semble avoir eu le dessus sur la force, sur l'épanchement sanguin. Lorsqu'on ouvre des cerveaux d'apoplectiques, on rencontre des foyers multiples, souvent symétriques, de date ancienne, foyers ocreux, et d'autres de date récente. Parmi ces derniers, les uns plus volumineux, plus anciens dans leur ordre d'apparition, sont entourés de cette zone d'infiltration rouge, qui commence et finit insensiblement : zone ramollie, dans laquelle chaque vaisseau apparaît comme un gros point rouge, et dans laquelle tout épanchement continu ou ultérieur se fera facilement. Les autres, au contraire, sont plus petits, ils sont enclavés dans de la substance cérébrale consistante, n'ont pas de ramollissement périphérique. Ils semblent être les plus jeunes, car on les trouve souvent comme par hasard, sans que les symptômes observés s'y soient rapportés.

Les premiers se sont aggrandis au point de faire crever la paroi ventriculaire, la couche corticale, aux dépens de cette zone ramollie ; tandis que les seconds ont été arrêtés dans leur évolution.

Les foyers évoluent donc comme ils s'arrêtent : ces données anatomopathologiques s'accordent avec les données symptomatologiques, persistance, aggravation du coma, des phénomènes paralytiques et vaso-paralytiques ; réveil de l'intelligence, retour à la santé.

Quelle raison invoquer pour expliquer le développement ultérieur des uns, l'arrêt des autres ?

Il semble que le foyer susceptible de grandir est
celui dans lequel le sang continuera à être versé ;
la masse sanguine pressera sur les parois, en même
temps qu'elle les imbibera et tendra par le fait même
à les faire tomber en détritus.

Ainsi : pression sanguine, augmentant surtout par
l'hypertrophie essentielle du cœur, ramollissement
inflammatoire ou état d'imbibition, de compression
de la paroi, telles sont les causes les plus probables
d'extension.

Elle se fera en quelques heures dans le cas dont
nous aurons à parler, c'est-à-dire lorsque l'hypertrophie, sans lésion de canalisation, portera la tension du sang d'un quart d'atmosphère (état normal)
à une demie ; nous en rapporterons six exemples :

C'est le même mécanisme qui préside à la formation de ces foyers, que l'on peut appeler *rapides*. Sa
différence consiste dans la durée de l'évolution,
beaucoup plus prompte à cause de l'état cardiaque.
Mais comme les autres foyers, il passe par les trois
phases de l'hémorrhagie cérébrale, de l'imbibition et
d'extension rapidement portée à la rupture ventriculaire.

Voyons donc l'évaluation totale du foyer :

1° Le déchirement cérébral se fait sous l'influence
de l'issue du sang hors des artérioles.

2° L'extension ; il est assez probable qu'elle se
produira avec d'autant plus de facilité, que la dé-

chirure cérébrale sera perpendiculaire à la direction des fibres nerveuses, la dissociation alors sera plus facile ; tandis qu'étant parallèle à cette même direction, il faudra un déploiement de force beaucoup plus considérable, pour faire rompre des fibres écartées, mais non déchirées en un point de leur trajet.

(*a*) Le sens du foyer, d'une part ; d'autre part (*l*) ; cet état de ramollissement rouge, qui semble se rattacher à plusieurs causes difficiles à apprécier, dissociation favorisée par le sens du foyer, état d'encéphalite admis par quelques auteurs.

(*c*) L'hypertrophie cardiaque essentielle, car si cette dernière n'est pas considérée comme causant l'hémorrhagie cérébrale, elle est évidemment très-favorable à sa rapide extension, seront donc les causes d'évolution du foyer.

(3) La rupture de la paroi, tel [est l'objectif de l'hémorrhagie cérébrale ; le plus souvent elle a lieu dans le ventricule.

, Si nous revenons sur quelques pages de ce chapitre, nous verrons que, eu égard à la multiplicité des anévrysmes miliaires, la facilité avec laquelle ils se rompent, tout mouvement doit être proscrit à l'apoplectique ; la tête doit rester haute et non renversée ; les excitations périphériques, pinçures, brûlures, sinapismes, stimulants généraux, dans certains cas peuvent produire une rupture nouvelle, ou amener, en réveillant l'activité cardiaque, celle des ventricules. *Multiplicité et faiblesse des anévrysmes*, sont les deux points à retenir. Une troi-

troisième serait en rapport avec le sens du foyer ;
mais, comment le déterminer?

Quant à la constatation de l'état hypertrophique
du cœur, elle est de toute rigueur chez un apoplectique.

CHAPITRE IV.

INDICATIONS TIRÉES DU MALADE.

Les indications tirées de l'évolution du foyer sont
sans doute importantes ; mais bien plus le sont celles
qui s'appuient sur les données symptomatologiques fournies par l'observation d'un cas particu-
lier.

Ces indications se rapportent à deux ordres d'idées :
celles qui s'occupent de la lésion et celles qui se rattachent à l'individu frappé.

§ I. — *Indications tirées des symptômes de la lésion.*
— Avant de chercher à apprécier le *siége*, car la
localisation pour la survie est importante, la *gravité*
et les *transformations* du foyer, il faut bien déterminer la nature *hémorrhagique*. C'est-à-dire faire le
diagnostic de l'accident en lui-même.

Le diagnostic a été, dans la seconde période de
l'histoire du traitement, délaissé par beaucoup d'auteurs ; actuellement encore, si l'on ouvre les ou-
vrages classiques, il reste dans l'esprit un état de

vague que l'observation actuelle et l'anatomie pathologique ont cherché à dissiper.

Le meilleur article est celui que M. Brouardel a écrit dans le Dictionnaire avec des notes inédites.

, Le diagnostic dans le ramollissement aigu y est basé sur la nature de la maladie rhumatismale. Celui du ramollissement chronique s'appuie sur la conception du vice d'irrigation sanguine habituelle, portée en un moment donné à un point tel, que la circulation puisse n'être que passagèrement ou totalement abolie.

Ces trois états engendrent des situations différentes.

Le ramollissement chronique, les plaques corticales avec paralysie variable, que M. le professeur Charcot a le premier décrits ; enfin, les foyers de ramollissement définitifs.

Le diagnostic de l'attaque d'hémorrhagie cérébrale ne doit pas être basé seulement sur les symptômes d'apoplexie, d'hémorrhagie qui sont communs à toutes les affections cérébrales dans lesquelles il existe une perte de substance rapidement produite, il faut surtout interroger la nature de l'affection qui l'a occasionnée, et, pour cela, se reporter à ce que nous en avons dit ; on sait, en outre, que les phénomènes d'apoplexie présentent, par leur brusquerie et leur soudaineté, un caractère propre à l'hémorrhagie cérébrale.

§ II. — *Indications tirées du siége.* — Le foyer

hémorrhagique peut occuper différents points de la masse encéphalique : les circonvolutions, les gros noyaux, les pédoncules, la protubérance, le bulbe et le cervelet.

Assurément, il serait d'un grand intérêt en lui-même de pouvoir préciser le siége d'un foyer que l'autopsie permettrait ensuite de constater ; à ce propos, rappelons rapidement les données qui en permettent la détermination.

Une paralysie limitée au membre supérieur, par exemple, s'accompagnant dès le début de l'attaque de phénomènes convulsifs, indiquera une lésion limitée au point psycho-moteur de ce membre.

De même pour les autres centres. Les gros noyaux sont le siége d'élection le plus habituel du foyer ; ils se traduisent par les symptômes de la forme commune.

Quelques observations font, de la couche optique, un organe de sensibilité, quoique la théorie de M. le D' Luys ne soit pas admise par tous les auteurs.

Les hémorrhagies pédonculaires s'annoncent par des convulsions épileptiformes et un état généra rapidement grave ; il en est de même de celles de la protubérance ; la paralysie alterne, décrite par M. le professeur Gubler, en précise nettement le siége.

Le cervelet a également des symptômes assez nets ; mais, en thèse générale, la détermination du siége n'est pas aussi facile que la théorie le dit, car il peut exister plusieurs foyers simultanément, et l'on n'assiste pas toujours au début de l'attaque.

Toutefois, comme la question du siége est importante au point de vue du pronostic, il faut tenter de la débrouiller au milieu des autres symptômes.

On pourra donc dire, avec M. le professeur Gubler, que plus le foyer se rapprochera du cerveau, plus les phénomènes cérébraux sont accentués, plus il avoisine les pédoncules, le bulbe, plus les phénomènes bulbaires, la respiration, le pouls, la température, seront caractéristiques, plus la vie sera en danger.

Nous avons vu M. le professeur Charcot insister sur ces symptômes, lorsqu'il nous faisait prendre des observations et noter avec soin l'état du cerveau, de la paralysie et du bulbe.

Le plus souvent, le foyer siége intermédiairement au mésocéphale et à l'encéphale proprement dit, ayant une plus grande tendance à s'étendre vers le second que vers le premier; il le fait tantôt dans les lobes antérieurs, alors la motilité est plus atteinte, tantôt dans les lobes postérieurs, quoique plus rarement, la sensibilité est alors intéressée.

Nous ne parlerons, bien entendu ici, que des localisations intéressant la clinique.

Les hémorrhagies des pédoncules caractérisées par des convulsions épileptiformes, par une apoplexie cérébrale incomplète, et une hémiplégie croisée, ne sont pas mortelles du fait seul du siége.

Gintrac rapporte l'observation d'un homme qui mourut au troisième jour seulement, et dont un des pédoncules était labouré d'un foyer s'étendant de haut en bas jusqu'à la protubérance. Un autre avait vécu un an.

La protubérance comme siége en elle-même n'est pas plus mortelle; on trouve, en effet, d'anciens petits foyers ocreux, et la paralysie alterne n'est pas fatale. Mais qu'un foyer soit volumineux, qu'il excite trop vivement un bulbe faible de lui-même, que les convulsions soient très-marquées, ou que le sang s'épanche dans le ventricule, le caractère de gravité sera excessif.

Dans le mésocéphale on ne trouve pas l'origine de nerfs importants pour l'existence; ainsi, que l'hémorrhagie soit limitée, que le caillot ne soit pas pour le bulbe le point de départ d'une excitation trop vive, suivie bientôt de paralysie, ou une cause de compression, le foyer passera par ses phases régressives, et la vie sera possible avec une hémiplégie croisée.

Pour les pyramides antérieures, Gintrac cite une observation. Dans ce cas, l'hémorrhagie n'a pas le caractère foudroyant qu'elle prend lorsqu'elle se produit dans la moitié postérieure du bulbe.

La rupture d'un foyer d'hémorrhagie dans un ventricule s'annonce par des convulsions généralisées, épileptiformes, des contractures ou une prostration des forces nerveuses plus accentuées, un coma plus profond.

Le sang dans les ventricules produit une excitation à distance du bulbe, qui, par le fait même, est bientôt suivie de paralysie. L'épanchement dans le quatrième ventricule s'annonce par des symptômes que M. Liouville a décrits ; nous en avons observé un cas dans le service de M. Moreau, de Tours.

Obs. I. — Une aliénée est atteinte d'apoplexie, d'hémiplégie, lorsque, tout à coup, la respiration devient d'une lenteur excessive ; elle ne fait des inspirations qu'à de rares intervalles, elle ne présente cependant pas de signes d'asphyxie, de cyanose, d'agitation, ses inspirations sont suspirieuses, elle est d'une pâleur syncopale, le pouls est très-fréquent, incomptable et très-petit. L'urine retirée de la vessie par la sonde devient légèrement opaline par l'acide nitrique ; la malade meurt. L'autopsie montre un foyer s'étendant des gros noyaux dans les ventricules et dans le quatrième. Elle était morte d'une syncope bulbaire.

§ III. *Gravité de l'hémorrhagie*. — Une hémorrhagie est grave par son siége, mais elle l'est aussi peut-être bien plus par le fait de sa quantité et du caractère extensif du foyer, surtout lorsqu'il va à la rupture ventriculaire d'emblée.

Cette manière de voir semble être confirmée par les observations suivantes dans lesquelles on trouve :

1° Une mort très rapide après ictus et paralysie marqués ;

2° Un énorme foyer hémorrhagique formé en quelques heures ;

3° Une hypertrophie cardiaque sans lésion valvulaire.

La pression sanguine, plus forte du fait de l'hypertrophie, a vaincu très-vite le degré de consistance cérébrale ; la lésion *de suite* a été considérable.

Ces observations sont tirées des Archives de physiologie, 1868, des recherches sur la pathogénie des hémorrhagies cérébrales. La dernière nous est personnelle.

Obs. II. (Observation 75). — Femme, 64 ans. Apoplexie, hémiplégies droites, roideur musculaire des membres paralysés. Meurt le lendemain.

Foyer récent partant de l'avant-mur, dissèque le corps strié, pénètre dans le ventricule latéral. Cœur gauche un peu hypertrophié sans lésions de canalisation.

Obs. III. (Observation 12). — Jeune homme, 20 ans, demi-imbécile alcoolique, après repas copieux apoplexie, lividité de la face, respiration embarrassée, battements cardiaques énergiques.

Mort sans convulsions vingt minutes après l'attaque. Hémorrhagie labourant la couche optique, le corps strié ; irruption ventriculaire dans le 3e et 4e courant. Hypertrophie cardiaque sans lésions de canalisation.

Obs. IV. (Observation 17). Le jardinier de la Salpétrière tombe dans un coma profond ; face pâle, résolution des membres alternant avec de la rigidité. Insensibilité. Mouvements réflexes à la :ambe droite, nuls à gauche, urine légèrement albumineuse.

Mort le même jour.

Hémorrhagie du corps strié droit. Irruption ventriculaire. Hypertrophie cardiaque essentielle.

Obs. V· (Observation 23). — 76 ans, apoplexie. Paralysie de la face à gauche, hémiplégie surtout à gauche, convulsions, puis rigidité permanente dans les membres paralysés.

Mort en vingt-quatre heures ; foyer récent dans la protubérance de 0,025 transversalement, 0,015 verticalement, 0,01, antéro-post surtout à droite vers le pédoncule cérébelleux moyen. Cœur notablement hypertrophié.

Obs. VI. (Observation 39). — 75 ans. 24 mars. Apoplexie, hémiplégie droite. Coma, stertor. Meurt dans la journée. Ancien foyer ocreux ; deux récents : un au cervelet, le deuxième au centre ovale, rupture ventriculaire. Le cœur pèse 415 grammes ; le ventricule gauche a une paroi de 3 centimètres d'épaisseur. Valvules seulement un peu épaissies.

Obs. VII (personnelle). — Faslet, 74 ans. Par les froids de janvier, le 14 du même mois 1876, après le déjeûner du matin, tombe tout à coup avec pâleur de la face. Relevé, on constate une perte absolue de l'intelligence, pas de réponse, membres droits supérieur et inférieur dans la résolution et l'insensibilité. Tète déviée à gauche, pas de déviation oculaire, pupilles contractées également, vomissements alimentaires, paralysie faciale droite, issue de mucosités liquides par la commissure droite. La paralysie droite persiste dans les deux membres, mouvements réflexes sont très-marqués. Il se déclare une contracture dans le bras en flexion, dans la jambe en extension ; râle, asphyxie commençante. A la visite du soir du même jour, tète droite, yeux fermés, pupilles égales et contractées insensibles à la lumière, la face n'est pas déviée, résolutions musculaires et insensibilité des quatre membres, mouvements réflexes à la piqûre, respiration de plus en plus embarrassée, asphyxie progressive. Pouls 94. Température 38,6. Evacuations involontaires, meurt dans la matinée du lendemain sans avoir repris connaissance.

Autopsie. — Artères de la base, athéromateuses par places, le lobe gauche ne forme qu'un foyer sanguin dans lequel on ne peut plus retrouver les noyaux centraux, le pédoncule ne tient plus que par un tractus léger ; les circonvolutions aplaties, anémiées, ne forment plus qu'une mince enveloppe au foyer. Le sang a pénétré dans les ventricules du lobe droit. Les circonvolutions sont pâles et anémiées ; par le confluent latéral gauche le sang qui avai crevé le plancher du troisième ventricule, s'est propagé sous la pie-mère dans l'étendue du champ de l'artère sylvienne, il s'est répandu également dans le quatrième ventricule.

Les bases du poumon sont engorgées, friables, augmentées de poids, le cœur est hypertrophié sans lésion valvulaire.

Ces hémorrhagies abondantes *d'emblée* présentent plusieurs symptômes propres tels que : ictus apoplectique intense, paleur, lividité de la face, petitesse du pouls indiquant l'atteinte grave portée au cerveau et au bulbe. Les vomissements, les déjections alvines sont en rapport avec l'état de stupeur du système nerveux. Cet état syncopal est une contre-indication à une intervention trop active, et pourtant l'hypertrophie cardiaque continue à exercer des ravages dans la substance cérébrale.

Quant à la question du siége, elle n'est que d'un indice pronostic.

§ III. *Indications tirées de l'évolution de la lésion.* — La tendance naturelle d'un foyer étant de s'agrandir, la rupture ventriculaire ou sous-méningée est son terme ultime; encore faut-il reconnaître cette dernière étape toujours fatale, produite à plus ou moins longue distance du début des accidents.

Nous rapportons ici deux observations personnelles dont l'une avec paralysie du même côté que la lésion, et dans lesquelles on a pu apprécier ce laps de temps.

Obs. VIII (personnelle). — L..., âgée de 60 ans, après une longue course durant laquelle elle portait un paquet de fourreaux de parapluies, est prise en montant les escaliers qui mènent à son dortoir d'une violente et subite douleur de tête, d'une défaillance ; elle tombe sans perdre connaissance, car elle répond aux questions relatives à sa chute ; elle est pâle, affaissée, a un aspect syncopal et porte sa main au côté gauche. Sa sensibilité générale est conservée, du côté droit un peu de parésie, la jambe et le bras soulevés retombent, mais non très-lourdement, hémiplégie incomplète, les membres gauches se tiennent d'eux-mêmes.

Le 11 mai 1876, elle est transportée à l'infirmerie des Ménages, c'est le jour même de l'accident.

Le 12. La perte de connaissance est plus accentuée. L'hémiplégie droite est plus nette, le bras droit retombe inerte, le bras gauche fait des mouvements, se porte à son nez pour y chasser une mouche.

Le 13. Yeux ouverts, pas déviés, pupilles égales et contractées pas de paralysie faciale ; le bras gauche fait quelques mouvements d'apparence intentionnels; pas de réponse aux questions. Hémiplégie droite persiste.

Le 14. Coma. Quatre membres en résolution, insensibilité des deux membres supérieurs, les membres inférieurs sont bien moins sensibles. Pupilles dilatées, mucus visqueux, respiration stertoreuse. Mort le 15 au matin.

Autopsie. — Hémorrhagie sous-méningéé dans les scissures de Sylvius avec caillots le long des artères sylviennes surtout à droite.

Examiné avec soin, l'hémisphère *gauche* ne présente rien ni dans les noyaux, ni dans le centre ovale.

L'hémisphère *droit*, en revanche, dépouillé de ses méninges contenant du sang, présente un foyer hémorrhagique sur la circonvolution marginale inférieure qui entoure le lobule de l'insula, et qui est limitée par le pli courbe. C'est la première circonvolution sphénoïdale. Etonné, je m'assure à nouveau que c'est l'hémispère droit auquel j'ai affaire.

La lésion a une longueur de 2 centimètres et demi, une hauteur correspondant aux trois quarts de la hauteur de la circonvolution. Celle-ci n'était occupée par ce foyer que dans ces trois quarts en profondeur, les *noyaux étaient intacts*, le quart inférieur même de la circonvolution l'était également.

Ce n'était pas un coup de marteau, la substance nerveuse était semi-rougeâtre, imbibée de sang, formant cavité au centre, mais ayant un aspect de ramollissement rouge.

Il résulte de cette observation :

1° Que la lésion siégeait du même côté que la paralysie ;

2° La marche de la lésion a pu être suivie et divisée de la sorte :

Le 11 mai. Début de l'accident. Petit foyer.

Le 12. Aggravation de l'état cérébral et paralytique.

Le 14. Résolution. Coma. Rupture sous-méningée amenant la mort.

Obs. IX (personnelle). — Lambert, âgé de 71 ans, entre le 25 mai 1876 au soir à l'infirmerie des Ménages, pour une hémorrhagie cérébrale.

On apporte ce vigoureux vieillard dans un état d'apoplexie complet dont il n'est du reste pas sorti.

Le 26. Même état comateux, hémiplégie droite avec conservation de la sensibilité, mouvements réflexes, paralysie faciale.

Le 27. Le malade est très-agité. Pouls 110. Température 38.

convulsions dans le bras et la jambe paralysés ; la main droite
sort de son lit, bat l'air, le membre tressaille et retombe ; le bras
droit est également le siége d'une hyperesthésie très-vive ; au
moindre contact, il entre en mouvements, et ces phénomènes se
transmettent au côté opposé non paralysé qui s'agite ; il grince des
dents fréquemment. Pensant qu'il se produisait soit une encéphalite, soit une extension des foyers vers les ventricules ou les circonvolutions, une saignée fut pratiquée la tête couverte de glace.
L'agitation se calme.

Le 28. L'agitation reparait, nouvelle petite saignée à la suite de
laquelle il peut prendre un peu de bouillon. L'agitation cesse.

Le 29. La respiration devient bruyante, car la tête se renverse
en arrière et la base de la langue tombe au fond de la gorge, la
tête est redressée, le bruit disparaît. Toute agitation et hyperesthésie ont cessé, l'hémiplégie droite est flaccide. Le coma est des
plus marqués, l'insensibilité générale. Plus de phénomènes réflexes, sueurs froides visqueuses. Mort la nuit.

Il existe dans l'hémisphère gauche un vaste foyer hémorrhagique occupant la capsule interne, les noyaux striés, la couche
optique en partie avec ouverture dans le ventricule. Les circonvolutions n'ont nulle part cédé. Quelques anévrysmes miliaires.
Le reste de l'observation se trouve plus loin.

Ne peut-on pas dans ce cas chercher à apprécier les différentes
étapes de l'évolution et se dire :

Le 25. Hémorrhagie et apoplexie complète cérébrale.

Le 26. Foyer hémorrhagique et hémiplégie. A partir du 27,
commencement de ce ramollissement rouge inflammatoire, encéphalite menant, le 29 au soir, à une rupture dans le ventricule,
et à une sidération des forces nerveuses médullaires exaltées dès
le début. Les phénomènes réflexes, la sensibilité à gauche ont
disparu, les sueurs froides annonçaient la paralysie capillaire.

Dans ces deux observations, le foyer a évolué
d'un côté vers les méninges, de l'autre vers les ventricules. Nous ne pourrions citer bien d'autres exemples ; c'est l'histoire de tous les foyers qui entraînent
la mort en plusieurs jours. On voit, de plus, que
toute intervention, même active, un vaste foyer étant
produit, n'empêche pas le ramollissement, cet état
d'encéphalite supposée d'avoir lieu, et ne fait

qu'augmenter la déchéance nerveuse chez l'apoplectique ; c'est donc avant que le foyer ait atteint une certaine étendue, incompatible avec la vie, qu'il faut agir de façon à prévenir cette extension partielle ; car agir trop tard après le mal fait, c'est non l'aggraver, mais diminuer les forces de résistance vitale du malade. De la glace sur la tête et des stimulants légers auraient, à cette *phase* de la maladie, mieux convenu.

§ *Indications tirées de l'état apoplectique.* — Nous avons tâché de donner jusqu'ici une idée du diagnostic des modifications du foyer ; actuellement ce ne sera plus de la *maladie,* mais du *malade* que nous allons nous occuper et chercher à tirer de l'état apoplectique quelques indications nouvelles.

Cet état indique la déchéance nerveuse et fonctionnelle de l'organe auquel il se rapporte : on a appliqué le mot d'apoplexie à la déchéance nerveuse du cerveau, tandis qu'on aurait pu la donner à toutes les parties du système nerveux en le faisant suivre des mots : cérébrale, médullaire ou bulbo-médullaire, ganglionnaire.

L'apoplexie, pour s'en tenir à la définition de Sydhenam, est exclusivement affectée au cerveau ; mais pour qu'elle se produise, il ne suffit pas d'une question de *siége*, il faut encore qu'une question de quantité dans le sang répandu, de grandeur dans l'étendue du foyer hémorrhagique s'y rattache :

Grand ictus apoplectique veut donc dire grande hémorrhagie, grande lésion cérébrale.

Baraduc.   4

Nous avons rapporté plusieurs observations qui prouvent que la quantité du sang épanché est en rapport avec des symptômes de carus ; il ne suffit donc pas d'une petite lésion *cérébrale* arrivant brusuemen t pour déterminer l'anéantissement fonctionnel de cet organe. L'apoplexie semble être moins sous l'influence d'une lésion localisée du cerveau que sous l'influence d'une perturbation étendue et brusque dans sa circulation avec ou sans issue de sang.

Dans l'observation 9, nous avons vu une hémorrhagie de la circonvolution sphénoïdale causer peu de trouble intellectuel jusqu'à ce que le sang se soit épanché sous les méninges, et, par sa diffusion, ait porté une atteinte générale, une sorte de nouvelle apoplexie, à laquelle la malade n'a pu résister.

Citons encore une observation tirée de la *Gazette des Hôpitaux*, 1868, rapportée par le Dr Dieulafoy.

Obs. X. — Femme, 60 ans. Hernie crurale étranglée depuis plusieurs jours. Météorisme, coliques abdominales, vomissements, grande faiblesse générale, est prise tout à coup de paralysic dans le bras droit sous les yeux des médecins, auxquels elle fait constater ce qui se passe ; pas de perte de connaissance, déviation de la face à gauche. Paralysie du bras droit, pas de perte de connaissance ni de parole, la jambe droite n'est pas paralysée ; le lendemain affaissement, coma et mort à 7 heures du soir, trente-six heures après les accidents nerveux, dix jours après la hernie étranglée.

Autopsie. — Petit foyer à la face interne de la pariétale antérieure qui limite en avant le sillon de Rolando. Petite quantité de sang épanché. Zone de substance cérébrale ramollie, colorée au pourtour.

Anévrysmes miliaires en d'autres points, valvules encore saines. La hernie était étranglée par le collet du sac, mais imparfaitement.

De cette observation, il ressort :

1° Qu'un petit foyer, situé sur une circonvolution, n'abolit pas l'ensemble des fonctions du cerveau;

2° C'est que la malade, considérablement affaiblie par l'étranglement herniaire, n'a pu supporter la lésion cérébrale dès qu'elle a passé de la première étape à celle du ramollissement périphérique.

Rochoux, sous le titre d'apoplexie syncopale, rapporte, d'autre part, plusieurs observations dans lesquelles la mort est survenue brusquement par le fait d'une hémorrhagie sous-méningée abondante, dont l'étendne avait été la cause de l'abolition totale et complète des fonctions non-seulement du cerveau, mais encore du bulbe.

= Dans l'ictus apoplectique, ce n'est pas le cerveau seulement qui, dès l'attaque, se trouve atteint dans son fonctionnement; mais il existe en même temps, dans les cas assez marqués, une sorte de défaillance, de syncope bulbaire et médullaire instantanées, se traduisant par la pâleur de la face, la petitesse du pouls, l'interruption momentanée de la respiration, la résolution musculaire. C'est à cette période qu'il est difficile de bien constater, par le fait de l'anéantissement général, quels sont les phénomènes paralytiques dus à la section d'un point de la capsule rayonnante.

Puis le malade sort de cet état, le pouls redevient ample, large, le bulbe reprend ses fonctions, et on peut alors juger, par le degré de fonctionnement cérébral et le degré de paralysie, du degré de la rupture nerveuse. Ce qu'on pourrait appeler l'apoplexie bulbaire, ou ce qu'on nomme la syncope, est en rapport direct avec le siége de la lésion, la quantité de sang épanché d'une part, et, d'autre part, en rapport inverse avec la somme de résistance nerveuse individuelle.

L'observation X montre bien ce qu'une petite lésion localisée à une circonvolution a pu faire chez une femme dont les ressources nerveuses avaient été affaiblies par dix jours d'étranglement herniaire. M. Ledentu a mis en relief les phénomènes nerveux du grand sympathique déterminés par l'étranglement, c'est-à-dire les vomissements, la petitesse du pouls, l'état syncopal, état auquel la femme de cette observation avait été sujette pendant un laps de temps qui ne lui a plus permis de supporter l'évolution d'un foyer; ce que toute autre personne à résistance nerveuse plus grande aurait pu faire. C'est donc un exemple d'hémorrhagie cérébrale grave non du fait de la lésion, mais du fait de l'individu frappé.

= Ce que nous avons appelé apoplexie ou déchéance médullaire se trouve dans les premiers instants de l'attaque; mais elle se remet bientôt comme le bulbe lui-même; car la sensibilité et la motilité dans le côté non-paralysé, l'apparition des mouvements réflexes sont les indices de son réveil; elle se traduit aussi par le relâchement des sphincters, les vomissements; mais elle reparaît également lorsqu'au déclin de la maladie le bulbe tend à s'amoindrir, que

la résolution se produit ainsi que l'insensibilité. Sa
dernière manifestation est l'affaiblissement des mouvements réflexes qui, eux aussi, finissent par dispa-
raître ; la vie s'éteint donc d'abord par le cerveau,
puis l'axe bulbo-médullaire, et le système ganglionnaire en dernier lieu.

= La déchéance nerveuse de la vie végétative peut
être atteinte dans les premières phases de l'attaque,
l'observation XI en fait foi.

Mais l'apoplexie ganglionnaire se manifeste surtout, et dans toute l'étendue du champ circulatoire,
du côté paralysé comme du côté non-paralysé, par
une élévation de température 40 degrés dont le
caractère pronostic fatal a été donné par le professeur Charcot.

Cette hyperhémie finale doit être rattachée à la
paralysie vaso-motrice, car elle est générale ; elle
s'accompagne d'accidents adynamiques, et le cerveau ne présente pas de lésions qui puissent l'expliquer, elle est encore différente de la fièvre que peut
amener une pneumonie du côté paralysé, quoique
les urines en démontrent bien le caractère fébrile.

Le décubitus aigu apparaît du second au quatrième
jour ; il appartient donc à une période intermédiaire,
c'est à-dire situé entre l'ictus apoplectique atteignant
passagèrement le système ganglionnaire et l'époque
où sa paralysie vaso-motrice est complète et termi-
nale.

Cette dernière est en rapport surtout avec le siége
du foyer ; on a noté la couche optique, les cordons

postéro-supérieurs des pédoncules, les points où Stirrling met l'origine médullaire du grand sympathique.

Il existe à ce sujet un rapprochement à faire entre les troubles vaso-moteurs et les phénomènes de dénutrition observés chez les ataxiques, et l'état de paralysie capillaire vu chez certains apoplectiques. En voici un exemple assez concluant.

Obs. XI (personnelle). — A..., âgé de 76 ans, retiré aux Ménages, et frappé d'apoplexie en allant au réfectoire pour le déjeuner du matin. Une demi-heure après l'attaque, il conserve encore assez d'intelligence pour faire quelques signes et chercher à fermer les yeux lorsqu'on le lui dit, le gauche se ferme moins facilement que le droit. Il existe une hémiplégie faciale gauche ; du même côté on constate une paralysie flaccide et complète du mouvement à la piqûre, le bras gauche paraît sentir à peine. Le malade a eu une émission involontaire d'urine et de matières, de plus il a présenté un vomissement glairo-sanguinolent. A la visite du soir, état comateux, plus de signe d'intelligence, le membre gauche paralysé présente un léger degré de contracture, il est porté dans une semi-flexion qu'on redresse facilement. Soulevé, il retombe lourdement dans la même situation ; le membre droit se tient de lui-même, de plus il est plus souple que le gauche et sensible à la piqûre, il se porte sur le point du corps pincé ; le gauche est totalement insensible, il présente des mouvements réflexes, mais pas de mouvements intentionnels. La jambe droite se soulève lorsqu'on l'irrite, la gauche présente un léger degré de raideur, elle n'est pas sensible, mais a quelques mouvements réflexes. Le pouls est plein, la respiration s'embarrasse, le malade a eu une troisième selle diarrhéique. Il meurt dans la nuit après avoir été alité quinze heures.

Autopsie. — A l'ouverture du crâne on trouve une suffusion sanguine intense occupant la pie-mère des deux hémisphères cérébraux et cérébelleux sans hémorrhagie sous-méningée.

L'hémisphère gauche ne présente rien, le droit est le siége d'une hémorrhagie cérébrale dont le foyer a détruit la couche optique. Le noyau extra-ventriculaire en partie et le pédoncule du même côté qui n'est plus attenant que par quelques lambeaux de substance macérée d'un rouge brun.

Le gros du foyer semblait être à l'endroit où le pédoncule s'engage entre le noyau lenticulaire et la couche optique.

Le sang, de là, s'était répandu dans les ventricules et dans le quatrième. La substance blanche du même hémisphère était pâle et anémiée. L'ouverture de la cavité thoracique est faite après ligature des gros troncs artériels et veineux, et l'examen des plèvres, avant l'ablation des poumons, permet de constater la présence d'un liquide séro-sanguinolent rouge brun d'un demi-verre comme quantité. Il n'y avait pas de cancer pleural ; sur le feuillet pariétal, on voyait nettement dessinés les vaisseaux inter-costaux desquels partaient des arborisations vasculaires très-marquées par places sans trace de fausses membranes. Les deux tiers inférieurs des deux poumons étaient gorgés d'un sang noir, présentaient un état apoplectique et d'infiltration sanguine généralisé. La coloration presque truffée était en rapport avec la consistance accrue : pressée entre les doigts, la trame du poumon n'était pas friable, la pression faisait sortir un sang noir comme coagulé. La consistance des deux tiers inférieurs des poumons était presque analogue à celle d'un infarctus pulmonaire.

L'ouverture du péricarde a permis de constater la présence d'une sérosité sanguinolente qui, rejetée, laissait voir de petites ecchymoses sous le feuillet viscéral du cœur. Ce dernier était volumineux. Les valvules étaient saines, on ne peut donc penser à une stase sanguine dans le système veineux. A l'ouverture du ventre on constate quelques arborisations vasculaires sur le péritoine pariétal derrière les grands droits. Sous le foie, nous trouvons un peu de sang. La présence de ces épanchements sanguins nous fit oublier de pratiquer l'ouverture de l'estomac qui fut laissé de côté.

Cette observation, dans laquelle les phénomènes vaso-paralytiques sont portés jusqu'à l'hémorrhagie, semble établir un rapprochement entre le siége de la lésion et les mêmes phénomènes.

Elle a trait également aux expériences que M. Vulpian rapporte dans son livre sur le système nerveux. Cet auteur, en effet, produit sur la muqueuse de l'estomac des ecchymoses par la destruction d'une partie des pédoncules correspondant au siége du foyer dont nous parlons. Nous n'avons pas vu l'estomac du malade en question; mais dès le début de l'attaque il a eu des vomissements glairo-sanguinolents et une diarrhée séreuse très-abondante.

Ici, on le voit, la déchéance nerveuse vaso-paralytique apparaît dès l'attaque produite. Le malade tombe, il vomit et laisse aller sous lui. Les manifestations symptomatiques primitives sont bien, pensons-nous, en rapport non pas avec la quantité de sang épanché, car dans d'autres observations il s'en rencontre autant sans symptômes pareils, mais bien avec le siége de la lésion.

Dans une attaque, ce n'est donc pas seulement le cerveau, l'axe médullaire qui peuvent être, dès le début, atteints dans leurs fonctions d'une sorte de défaillance, mais encore le grand sympathique : aussi, un tel cas étant donné, c'est-à-dire les phénomènes vaso-parétiques étant aussi accentués, serait-il illogique de vouloir, par une saignée, ajouter encore à la situation?

L'apparition de l'ictus apoplectique, d'ictus portant sur le système ganglionnaire, est donc une contre-indication : il en est de même lorsque la déchéance bulbaire est trop prononcée.

RÉSUMÉ DES INDICATIONS.

Dans toute hémorrhagie, *dès le début*, dans cette période de surprise de l'ensemble du système ner-

veux qui se traduit par un état de défaillance cérébrale, bulbo-médullaire, même ganglionnaire, plus
ou moins marquée, il faut tâcher d'apprécier la lésion d'une part, et d'autre part, la manière dont les
malades ont reçu et supportent cet ébranlement in-
fligé à tout leur système nerveux.

On peut diviser tous les cas en trois classes :

(*a*) Les *cas incurables*.

(*b*) Les *cas graves*. Là, ouvrons des catégories :

1° Graves par l'étendue d'emblée de la lésion, il
y a une hypertrophie cardiaque ; si l'état syncopal
le permet, si l'on arrive à temps, on peut agir éner-
giquement, comme ne rien faire, tout dépend de
l'heure à laquelle on est en présence de la lésion,
assez tôt ou trop tard.

2° Graves, par l'étape à laquelle en est la lésion,
à la deuxième, par exemple, le coma persistant, etc.,
à moins d'encéphalite, il est inutile de saigner ; les
sangsues, dans le second cas, mises une à une pendant plusieurs heures, ont, dans le service du
D\u02b3 Mesnet, obtenu une guérison que l'on pouvait
regarder comme inattendue.

3° Graves, non du fait de la lésion, mais du fait
de l'individu débilité, fatigué, comme dans l'observation de la femme à la hernie étranglée ; tout en
surveillant l'état de la lésion (glace sur la tête),
d'autre part, il faut stimuler légèrement l'économie,
pour qu'elle puisse survivre au coup que lui a porté
l'hémorrhagie cérébrale.

(*c*) Les *cas curables*. — 1° Un traitement rationnel

est institué *à temps*; la lésion n'est pas trop considérable, l'organisme n'est pas trop ébranlé; il s'agit
avant tout d'empêcher l'extension du foyer; mais on
ne doit jamais, pensons-nous, confier ce soin aux
simples forces de la consistance cérébrale qui est si
facilement vaincue.

L'extension du foyer, la présence possible d'anévrysmes miliaires sur le point de crever, voilà les
deux grands points qui doivent attirer toute la sol-
licitude du médecin.

Les moyens à employer consistent en ceux qui
s'adressent à la lésion, et ceux qui ont rapport à
l'état de déchéance nerveuse où se trouve le lésé, si
nous pouvons nous exprimer ainsi.

La saignée dès le début, appliquée d'après la
méthode de Grisolle, a le double avantage de ne
rien compromettre et d'éclairer le médecin en même
temps.

La glace est, pensons-nous, d'une importance
capitale, surtout dans ces cas où il faut tenter d'arrêter la lésion sans affaiblir le malade qui demande,
au contraire, à être soutenu; elle raffermit la consistance cérébrale, et est *le meilleur hémostatique local*,
seulement il faut l'employer avec prudence; il faut
y habituer les tissus mous au début par une application graduelle, et n'en suspendre l'usage que gra-
duellement. Durant tout son séjour sur la tête, la
glace doit être renouvelée de façon à ce que jamais il
n'y ait d'interruption.

Voici la dernière partie de l'observation qui est très-intéressante à ce sujet.

Obs. IX (Personnelle). — Lambert, 71 ans, frappé d'apoplexie le 25 mai 1876, présente le 27 des phénomènes convulsifs dans les membres paralysés, un état d'excitation générale des grincements de dents. Le 28, après une saignée et l'application de glace sur la tête, cessation des phénomènes d'excitation ; mort dans la nuit du 29.

A l'autopsie, il existe un foyer hémorrhagique énorme dans l'hémisphère gauche, avec une ouverture dans le ventricule.

Les circonvolutions étant intactes, nous pensions trouver le ventricule inondé d'un sang noir très-liquide, mi-coogulé ; comme cela se voit. Quel ne fut pas notre étonnement, lorsque nous aperçûmes un caillot fibrineux jaune-rougeâtre, du volume d'un œuf de pigeon, pédiculé comme un champignon, dont la tête faisait saillie dans le ventricule et dont la tige sortait par une rupture faisant communiquer le sang coagulé jaune-rose du ventricule avec les caillots noirâtres du foyer.

Dans le ventricule existait quelques grammes de sérosité citrine dans laquelle se trouvait un petit caillot libre. Les parois ventriculaires présentaient leur coloration normale, d'où il résulte que le sang, où il pénétrait dans le ventricule latral, s'est coagulé sur place, a versé sa sérosité dans la cavité, a formé de sa partie solide le polype fibrineux, d'où encore il résulte, pensons-nous, que cet état peu ordinaire doit être attribué à la glace mise provisoirement et constamment maintenue sur la tête du malade, du 27 à la visite du matin au 29 dans la nuit, c'est-à-dire plus de soixante heures.

Dans ce fait isolé, n'est-il pas juste de voir une preuve du pouvoir coagulant de la glace, et penser que si au lieu d'avoir été employée le 27, elle l'eût été le 29, dès le début, l'hémorrhagie n'aurait pas atteint de pareilles dimensions, et menacé de rompre le ventricule le 27 par l'apparition des phénomènes convulsifs dans les membres paralysés.

La consistance du cerveau nous a semblé également plus ferme, et l'organe paraissait plus anémié

que dans les cas où la glace n'avait pas séjourné
pendant ce nombre d'heures.

L'apoplectique doit également avoir la tête haute,
de telle façon que la langue paralysée ne fasse pas,
par sa chute, clapet sur l'arrière-gorge.

Enfin, le repos doit être complet; toute excitation périphérique amenant le sang au cerveau et
réveillant la vigueur d'un cœur qui peut être hypertrophié doit être interdite.

CONCLUSIONS GÉNÉRALES.

Le diagnostic de l'hémorrhagie cérébrale ne doit
pas seulement être basé sur la symptomatologie,
mais encore, et surtout, sur la nature hémorrhagique de la lésion cérébrale.

La périartérite scléreuse, avec son produit, l'anévrysme miliaire, son accident, la rupture artérielle
et cérébrale, forme une maladie à part qui a été
appelée hémorrhagipare; son siége est sur la paroi
externe; son origine relève de la diathèse goutteuse,
de l'état pléthorique ou de l'alcoolisme; ces symptômes insidieux sont les phénomènes appelés prodromiques rattachés à la constitution de l'individu.

Nos expériences montrent que ni l'athérome, ni
la périartérite scléreuse, ne sont les causes de la
rupture artérielle; il faut une lésion bien plus avancée de leurs parois (l'anévrysme miliaire) pour
qu'elle puisse s'effectuer sous l'influence de la tension maximum du sang, 1/2 atmosphère, tandis que

ces mêmes parois des artérioles perforantes supportent la pression de 1, de 2 atmosphères.

Tout foyer à une tendance à s'étendre excentriquement par rapport à son point de départ ; on ne peut en trouver une démonstration plus nette que dans deux figures schématiques tirées des leçons sur les localisations.

Son évolution se fait en trois temps, moins ou plus rapidement suivant l'état d'hypertrophie essentielle du cœur ; la première étape est la rupture cérébrale ; la deuxième, le ramollissement périphérique ; la troisième, la rupture de sa paroi, le plus souvent ventriculaire.

L'apoplectique passe également par deux phases : une, dès le début de l'attaque, de défaillance nerveuse, d'apoplexie portant non-seulement sur le cerveau lésé, mais encore sur le bulbe, la moelle et le grand sympathique ; la seconde comprend le retour, pour le malade, de cet état syncopal passager qui permet la guérison si le foyer s'arrète et guérit lui-même ; comme elle comprend aussi le retour lent et progressif de la déchéance nerveuse portant sur le cerveau (coma persistant), sur la moelle (abolition des mouvements réflexes), sur le grand sympathique (hyperthermie finale), si le foyer évolue et se rompt dans les ventricules.

Les indications ont donc été tirées de la considération de la lésion et de l'état apoplectique.

Le tout peut se résumer, au point de vue de la curabilité, dans les trois propositions suivantes :

1° Avoir la chance de rencontrer un cerveau peu riche en anévrysmes miliaires;

2° Arriver à temps, c'est-à-dire au début de l'évolution du foyer;

3° Avoir affaire à un foyer circonscrit, à un individu peu apoplectique;

4° Empêcher l'évolution, ou la prévenir, car un foyer qui évolue est un foyer qui ne guérit pas souvent;

5° Saigner, *dès le début,* dans le cas d'hypertrophie du cœur essentielle, ou quand il y aura indication, mais ne pas le faire une fois qu'un foyer évolue, car la saignée, dans ce cas, enlève le reste des forces nerveuses du malade; s'adresser alors à la glace et aux stimulants légers de l'organisme;

6° Agir, enfin, toujours contre la lésion pour le lésé, afin de prévenir l'extension de l'une et de soutenir les forces nerveuses de l'autre.

7° Ne pas voir seulement le foyer hémorrhagique, et oublier le malade, comme c'était la tendance d'autrefois : ou ne voir que l'individu frappé, et oublier l'hémorrhagie, comme c'est un peu la tendance actuelle.

Paris. A. Parent, imprimeur de la Faculté de Médecine, rue M -le-Prince 31.

9 782014 060461